AF502441

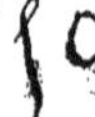

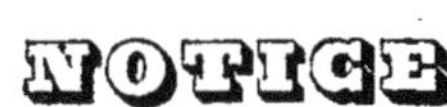

NOTICE

SUR

LE CHOLÉRA

ET SON TRAITEMENT ;

Par F. DESCHAMPS, Docteur-médecin,

Membre de la Société de médecine homœopathique de Paris, ex-Membre du Jury médical du département de la Manche.

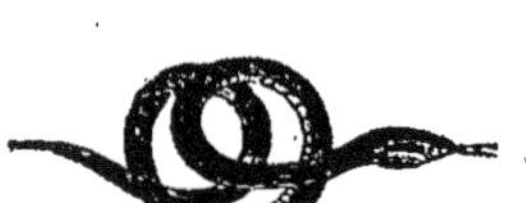

Caen,

IMPRIMERIE DE DELOS, SUCCESSEUR DE H. LE ROY,
Rue Notre-Dame, 70, cour de la Monnaie.

1849.

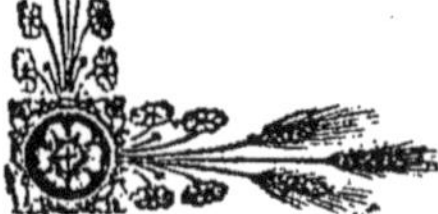

NOTICE

SUR

LE CHOLÉRA

ET SON TRAITEMENT.

Que savons-nous sur le principe de vie ? Qu'il est un acte , un fait dynamique dont nous connaissons les modes de manifestation , mais dont l'essence nous est inconnue. Il en est de même de la maladie. Ses phénomènes frappent nos sens , et notre esprit les perçoit et les analyse ; mais sa causalité , sa nature intime nous échappe , et jamais, sans nul doute , nous ne parviendrons à cette connaissance; car , autrement , nous saurions le tout de quelque chose, et alors le secret de Dieu serait à nous.

Toutes les doctrines médicales se sont égarées à la recherche de cet être principe , de cette *idea morbi* , et, ne pouvant le découvrir , elles ont imaginé chacune à sa manière. De là sont nées toutes ces théories aussi vaines, aussi fausses qu'elles sont déplorables par les erreurs de traitement qu'elles ont consacrées. Ainsi, Paracelse et les médecins chimistes de son siècle , croyant que la goutte dépendait d'une sorte de tartre qui encroûtait les articulations, ou qui , errant dans l'économie , se transformait en gra-

vier dans les reins , en calcul dans lá vessie , employaient
pour le faire dissoudre des remèdes chimiques. Les hu-
moristes , qui ne voient dans toutes les maladies que l'infection des humeurs , purgent et saignent à outrance , tandis que les partisans de l'irritation phlegmatique ne vous
laissent pas une goutte de sang dans les veines.

Ces réflexions nous ont été de nouveau suggérées par
la lecture d'un rapport fait par l'Académie de médecine sur
le choléra , alors qu'il menaçait d'envahir la France. On
lit , page 54 , cette conclusion terminant le chapitre qui
traite de la nature de cette maladie : « L'analyse exacte ,
sévère des symptômes et des caractères nécroscopiques du
choléra , donne ce résultat : que la maladie , complexe de
sa nature , se compose d'une *altération profonde de l'innervation* , et *d'un mode particulier d'affectation* catarrhale des
membranes gastro-intestinales. » L'innervation est altérée,
dites-vous. Eh bien ! soit : mais de quelle espèce est-elle
cette *altération ?* Est-elle de la nature des paralysies ou des
névralgies ? Et , *ce mode particulier d'affectation des membranes gastro-intestinales ,* vous ne savez pas non plus quelle
est son essence , et , par conséquent , elle ne peut vous
donner une indication de traitement. Donc celui que vous
formulez , en la prenant pour base , est prescrit sans règle
véritable , et repose sur de futiles inductions. Aussi ses résultats furent-ils négatifs ou mauvais.

On lit dans le même rapport , page 72 : « M. Meusnier,
docteur de la Faculté de Paris , agent consulaire de France
à Tangaroc , dans sa lettre à l'Académie sur le choléra
épidémique , s'exprime ainsi : Une médication absolue
ne peut être indiquée, puisque les saignées, les drastiques,

les acides, les narcotiques , les bains chauds, la glace , ont eu tour à tour des succès et des revers. C'est surtout dans *l'idiosyncrasie que résident les indications générales ; c'est là qu'il faut puiser le choix des moyens qu'il convient d'employer.* »

« Règle générale , dit le même rapport , page 73 , il n'y a point, en thérapeutique appliquée , de perfection absolue en dehors de laquelle tout soit mal et ne produise que du mal. Les individualités que de vains efforts d'abstraction cherchent tant à effacer , sont toujours là , avec leurs complexions particulières et leurs idiosyncrasies spéciales, pour changer les prévisions générales et commander de nombreuses exceptions. Ces individualités , qui modifient souvent d'une manière singulière les états morbides , exigent que l'on modifie aussi les agents thérapeutiques. La grande épidémie que nous étudions en est une preuve vivante. Sans doute elle présente des indications générales , capitales , et que l'on peut synthétiquement exprimer ; mais elle présente aussi , dans les complexions individuelles , dans les variations de symptômes , dans les susceptibilités organiques , d'autres indications d'une haute importance. »

Oui , sans doute , pour obtenir une bonne indication de traitement , il faut individualiser , non pas , comme le prétendent les auteurs du rapport , l'idiosyncrasie du malade, mais son état morbide , en relevant tous les signes et symptômes qui en sont l'expression , pour en former un tableau qui indiquera , *par voie de similitude ,* le médicament qui a puissance de guérir. Telle est la seule manière dont la méthode d'individualisation peut être pratiquée pour être fructueuse ; car , non-seulement l'appréciation des individualités organiques ne peut donner une indication thérapeutique , mais encore , quand même elle le pourrait , ce critérium ferait défaut , attendu que , ce mot idiosyncrasie exprimant la disposition propre qui résulte du tempérament ou de la manière d'être individuelle , et qui détermine des répugnances ou des inclinations particulières , il est impossible de reconnaître *à priori*, sans expériences longues et préalables sur chaque malade , l'idiosyncrasie qui appartient à chacun d'eux.

Nous ne pouvons donc pas admettre les conclusions du rapport précité , pour ce motif que nous venons d'exprimer, d'abord, et pour les considérations suivantes puisées dans la saine logique et l'observation des faits chimiques : les phénomènes que présente une maladie , quelle qu'elle soit, sont l'expression des souffrances éprouvées par l'organisme de la part de la cause agissant contrairement à l'harmonie de la vie , et des efforts de réaction de celle-ci , de la lutte qu'elle a engagée contre cette cause perturbatrice. Ces phénomènes , à la vérité , ne sont pas toujours exactement les mêmes dans toute affection de nature identique, et il n'est pas rare d'observer ce manque de rapport entre la causalité et les effets morbides ; anomalie qui ne peut être attribuée , du reste, qu'à l'idiosyncrasie ou tempérament individuel, car cette différence n'existe vraiment que pour les épiphénomènes , c'est-à-dire les phénomènes qui n'appartiennent pas essentiellement à la maladie ; mais les symptômes fondamentaux , caractéristiques, restent les mêmes, sauf leur plus ou moins grande gravité, selon le degré d'intensité de l'infection miasmatique. Ainsi , par exemple , dans le choléra , vous remarquerez toujours trois périodes bien tranchées : la période d'invasion , la période algide et la période aestueuse ; chacune d'elles , malgré quelques variantes dans les détails, ayant sa physionomie propre, et caractérisant le mode d'action du miasme *cholérigène*. Or, nous le demandons à tout homme réfléchi, est-il rationel, dans l'appréciation de cette maladie et du traitement qui lui convient, de s'appuyer sur l'étude des symptômes anormaux qu'elle présente, produits exceptionnels de quelques individualités organiques? Cette méthode n'est-elle pas entachée de ce vice radical, qui consiste à combattre par des moyens variés à l'infini, aussi différents entre eux que le sont les divers tempéraments auxquels on les applique, une maladie dont le principe générateur est toujours essentiellement le même ?

Mais, nous dira-t-on peut-être, quelle est la nature intime de cet agent du choléra et des autres maladies ? Nous ne la connaissons pas, avons-nous déjà dit, et jamais il ne nous sera donné de parvenir à cette notion ; car alors le principe générateur des êtres et des choses nous serait dévoilé, et l'homme, que Dieu a condamné au travail, s'il avait cette *intuition,* n'aurait plus besoin d'étudier et d'apprendre. Cette recherche serait donc aussi vaine qu'elle est prétentieuse ; et, d'ailleurs, nous pouvons nous passer de cette connaissance, car, pour combattre les maladies avec succès, il nous suffit de savoir quels sont leurs effets sur nous, et ceux des substances médicamenteuses dont nous faisons usage. Tel doit être, en effet, le but de nos constantes études.

Mais, pour compenser notre ignorance sur l'essence des causes de maladies, savons-nous au moins quel est leur mode d'action, et en vertu de quelle loi elles troublent et désaccordent le jeu harmonique de nos fonctions vitales ? Sans hésitation aucune, nous répondrons affirmativement,

et nous espérons pouvoir donner de ce désaccord une explication satisfaisante. Mais on nous permettra d'entrer dans
quelques considérations préliminaires, utiles à la parfaite
intelligence de notre pensée. Il n'est rien dans l'univers qui
ne possède un principe d'action ou de vie particulière, dont
le caractère principal est *l'expansion*, c'est-à-dire une ten-
dance à s'étendre, à occuper en tous sens un plus grand
espace. Ainsi, « les soleils, les planètes, dit M. Azais,
dans son ouvrage ayant pour titre *Explication universelle*,
sont en *expansion* continue, expansion qui travaille sans
cesse à projeter toute leur substance hors d'eux-mêmes.
Mais, comme chacun est environné de globes, *en nombre
infini*, qui tous sont animés d'une expansion semblable à
la sienne, chacun se trouve soumis à une *coalition répres-
sive*, qui émane du même principe de sa propre action dis-
solvante, et qui lutte sans cesse contre cette action. »

Tous les corps organisés, comme les corps inorganiques,
possèdent cette expansibilité qui donne naissance aux effluves, aux émanations diverses qui s'en dégagent. Ces
effluves, ces émanations, obéissant à la force centrifuge qui
est en elles, vont toujours en se dilatant de plus en plus,
tant qu'elles se trouvent dans un milieu favorable à cette
expansion, et jusqu'à ce qu'elles aient atteint la limite extrême de leur divisibilité, auquel cas leur action s'arrête
et cesse d'être nocible.

C'est à ce mouvement d'expansion qu'appartiennent la
germination de la graine, son développement en plante, la
floraison et la fructification. Mais toutes ces phases de son
évolution ont pour effet de diviser son élément vital et de
l'épuiser. De même aussi l'homme et les animaux. Chez
eux, la procréation, qui est une expansion de la vie indi-

viduelle , se fait aux dépens de celle-ci , qu'elle dépouille
et qu'elle use. Telle est , dit Herder , la marche de la nature dans le développement successif de ses êtres ; le fleuve
coule par une suite de flots qui se perdent les uns dans
les autres. La marche des maladies miasmatiques est sou-
mise aussi à la même loi. Ainsi , qu'un miasme morbigène
pénètre dans un organisme , sa force d'expansion étant fa-
vorisée par la chaleur vitale , il envahit toutes les parties ,
qu'il imprègne, et auxquelles il communique ses propriétés
expansives et dissolvantes.De là les hémorrhagies,les sueurs
et autres sécrétions anormales que présentent ces maladies.
Ce miasme a , comme tout ce qui existe , sa période d'in-
cubation , de germination , de floraison et de fructification , ou de reproduction , suivie de son extinction. Voyez
la variole , par exemple , et les autres affections éruptives;
elles vous offriront toutes cette succession de phénomènes.

Mais ce miasme, à force de s'épandre par sa fructification
et sa procréation dans un grand nombre d'organismes ,
finit par perdre de sa virtualité ; de même qu'un atome de
musc qui, dissous dans quelques gouttes d'eau, possède tout
son arome , et le perd peu à peu et à mesure qu'on l'étend
dans de nouvelles quantités de liquide. Aussi les épidémies
sont-elles si meurtrières à leur début et perdent-elles de
leur virulence , lorsque le miasme qui les produit s'est
affaibli par sa propagation multipliée. Ainsi, le choléra ,
qui est venu de nouveau fondre sur Paris, mais avec beaucoup moins de violence qu'en 1852, est un nouvel exemple
à l'appui du fait que nous proclamons, et qui trouve sa
confirmation parfaite dans une foule d'autres faits bien
observés. La syphilis n'a pas, à beaucoup près, la même
malignité que dans le XVᵉ siècle, et tout porte à croire que

la gale est une transformation mitigée de l'affreuse lèpre
du moyen-âge. De même encore, n'est-il pas reconnu que,
depuis quelques années, le vaccin n'est plus un préservatif
suffisant contre toutes les épidémies de petite vérole, comme
il l'était dans les premiers temps de sa découverte ? A
quelle cause attribuer ses nombreux insuccès qu'on re-
marque journellement ? Sans nul doute à ce qu'il s'est
affaibli à force de se diviser entre tant de millions d'organismes auxquels il a été transmis depuis bientôt soixante
ans ; car, si nous ne commettons pas une erreur, ce virus
est le même que celui qui fut importé d'Angleterre à l'é-
poque de Jenner. Mais, puisque nous avons abordé cette
question d'un si grave intérêt, disons qu'il serait facile de
rendre au vaccin son efficacité première, sans avoir recours
au cowpox de la vache. Voici pourquoi et comment : on
sait qu'il appartient à certaines maladies de n'affecter
l'homme qu'une seule fois pendant le cours de sa vie. Ces
maladies modifient tellement son organisation, qu'elles lui
enlèvent son aptitude à recevoir l'impression du miasme
générateur, et s'opposent à ce qu'il puisse de nouveau s'y
développer. Le corps est, à l'égard de ces miasmes, comme
le terrain dont une plante a épuisé les sucs qui lui con-
viennent, et qui ne peut plus y vivre. La variole est du
nombre de ces maladies. Or, qu'est-ce que c'est que la
lymphe vaccinale ? C'est le virus variolique lui-même affaibli par l'organisme de la vache, d'abord, et par la nom-
breuse série de ses générations , depuis sa première inocu-
lation à l'espèce humaine. Nous pensons donc, et l'expérience l'a confirmé, qu'en faisant le mélange d'une goutte
de la lymphe que contient un bouton de petite vérole,
avec deux cents gouttes de lait ou d'eau légèrement chauf-

fées, et en faisant deux ou trois piqûres avec la pointe d'une lancette trempée dans cette dilution virulente, on obtiendrait une éruption varioleuse tout aussi exempte d'accidents que la vaccine, mais beaucoup plus efficace, en ce qu'elle modifierait plus profondément l'organisation et lui enlèverait toute son aptitude à recevoir l'impression d'une seconde injection varioleuse. Par cette opération, on affaiblirait la virulence du miasme varioleux, et on le réduirait à l'état de vaccin plus énergique que celui actuellement en usage.

L'expansion propre à chaque organisme est en raison directe de la force et de l'énergie individuelle : d'où il résulte que, chez les hommes vigoureusement constitués , ce rayonnement vital repousse les expansions qui leur arrivent des corps environnants et empêche qu'ils en soient affectés. Aussi ne sont-ils presque jamais contagionnés , tandis que les individus débiles , sans presque d'action expansive , deviennent la proie facile de toutes les sortes d'infections. Le miasme morbigène les envahit et se les assimile, de telle sorte qu'ils ont soudain changé de nature et sont devenus, soit des cholériques, des pestiférés, ou des varioleux , etc. Or, c'est leur actualité morbide qu'il faut individualiser, afin d'arriver à la découverte du médicament qui leur convient, et non pas leur tempérament , leur idiosyncrasie à l'état physiologique. Dans les maladies épidémiques et celles qui sont contagieuses, ayant *chacune* une seule et même cause génératrice , les signes et symptômes *caractéristiques* ne sont-ils pas toujours les mêmes , à quelques variantes de peu de valeur près ? Ainsi le choléra , la variole , la rougeole , la scarlatine , la syphilis , la gale , etc. , se présentent constamment sous la forme et avec la physionomie

*

qui leur appartiennent réciproquement, quelles que soient les individualités organiques qu'ils attaquent ; et le même traitement, lorsqu'il est *spécifique,* n'échoue jamais, en dépit de l'idiosyncrasie. Est-ce que le *mercure* , par exemple , le quinquina , le soufre ne guérissent pas également Pierre qui est sanguin, Paul qui est lymphatique , Jacques et Michel, dont l'un est nerveux et l'autre bilieux , des chancres vénériens , de la fièvre intermittente des marais , de la gale ; et le vaccin ne les préserve-t-il pas tous de la variole ?

On dit, dans ce même rapport, p. 73 , « que l'indication capitale dominante consiste à ranimer l'action générale de l'innervation et à en rendre la distribution plus régulière , à exciter, réchauffer les surfaces refroidies de la peau, à appeler les mouvements et la vie du centre à la circonférence. »

« Attaquer en même temps l'état catarrhal , à l'aide des moyens dont l'expérience a consacré les heureux effets , constitue une autre indication analytique qui n'a guère moins d'importance. »

« Dans le but de remplir l'indication relative à l'innervation , viennent sans doute en premier lieu les antispasmodiques diffusibles. Aussi les médecins d'Ozenbourg ont-ils donné avec succès un mélange de gouttes d'Hoffmann et d'essence de menthe , etc. »

« Dans la série des remèdes , p. 75, opposés avec succès à l'élément catarrhal , il faut placer en premier lieu le calomel donné en poudre et associé à la gomme arabique , etc. »

» Ici viennent se placer les excitants internes , etc. , ainsi que les excitants externes , en donnant la préférence à la stimulation soutenue des vésicatoires , etc. »

« La plupart des substances préconisées contre cette épidémie , dans l'Inde aussi bien qu'en Russie , avaient pour effet manifeste de changer la direction des mouvements , et de les porter du centre à la circonférence : tels les frictions et les liniments de toutes sortes , les bains de sable chaud et de son brûlé , les bains de vapeur , les bains ordinaires à une haute température , etc. »

Nous ne discuterons pas cette méthode de traitement dont une malheureuse expérience a fait justice ; nous nous bornerons à dire qu'elle repose sur la loi absurde et funeste d'opposition et de contrariété , et sur la règle sans vérité aucune , *ab usu in morbis*, qui consiste à accorder les honneurs de la guérison à tout traitement, quel qu'il soit , lorsque le plus souvent elle s'est opérée malgré ses mauvais effets. Mieux vaut cent fois s'en tenir à ce conseil de Bentivoglio :

> . . . . Ben fa
> Che la manna , ed il rabarbaro disprezza ,
> La purga , gli certo , il servizial , la cura ,
> Che tolgan l'appetito., e la fortezza ;
> Ma da se lascia operar natura.

Oui, il vaut cent fois mieux laisser la nature agir et se défendre comme elle l'entend que de la torturer par ces médications incohérentes et sans rapport aucun avec la maladie. L'agent générateur du choléra étant de nature miasmatique , il ne peut être neutralisé que par un miasme médicamenteux approprié , de même que nous voyons les miasmes syphilitique , psorique , scarlatineux , paludien , typhique, etc., être combattus avec succès par les miasmes du mercure, du soufre, de la belladone, du quinquina et de l'arsénic ; et tous les procédés routiniers de la vieille médecine sont aussi impuissants contre lui qu'ils le seraient contre les maladies que nous venons de citer.

Mais l'homœopathie est-elle mieux armée que la vieille médecine contre cette terrible maladie ? Oui , certainement , sans qu'on puisse prétendre cependant qu'elle soit en mesure de la vaincre dans tous les cas. « Dans le choléra développé , qui se produisit, la première semaine , sous la forme dangereuse de l'asphixie , dit le docteur Rummel , de Magdebourg , l'un des médecins homœopathes les plus habiles et les plus instruits , l'homœopathie , ni l'allopathie , ni l'hydropathie , n'étaient d'aucun secours efficace ; les malades mouraient , bien qu'on réussît à enlever quelques symptômes. Celui qui prétend avoir guéri tous les cas, n'en a pas eu à traiter de graves ; ou bien.... un médecin qui sait quels troubles se manifestent dans cette maladie , s'en étonnera aussi peu que d'une mort par apoplexie. Pour toute guérison il faut du temps , et ici le temps manque. Voilà pourquoi l'art réussit mieux dès que le cours de l'épidémie se ralentit ; les médicaments ont le temps d'arrêter le progrès de la paralysie , en provoquant une réaction bienfaisante. » (V. *Gazette homœop. de Leipsig* , 23 octobre 1837.)

Mais ce qui fut démontré d'une manière irréfragable par les statistiques , ce fut l'immense supériorité de succès du traitement homœopathique. Ainsi , lorsqu'à Vienne la médecine ordinaire perdait plus de monde , dans l'épidémie de 1831 , que lorsqu'on abandonnait les malades aux seuls efforts de la nature , et que , sur 457,536 , il en guérissait seulement 184,044 , ce qui fait une mortalité de 52 par 100 , l'homœopathie sauvait 12,748 cholériques sur 14,014 , c'est-à-dire qu'elle en perdait 9 par 100. (V. A. Rapou , *Hist. de la méd. homœop.* , t. 1er , p. 251.)

Des deux tableaux suivants, le premier donne un résultat plus brillant encore , et , comparé au second , il met dans tout son jour la préférence que mérite la méthode de traitement que nous proclamons.

Noms des médecins homœopathes.	Lieu du traitement.	Nombre des cholériques.	Nombre des guéris.	Nombre des morts.
Sceller.	Prague.	113	113	»
Loury.	Prague.	80	72	8
Gersel.	Moravie et Prague.	330	298	32
Baer.	Prague.	80	80	»
Bakodi.	Raap.	154	148	6
Lenz.	Près Pesth.	40	32	8
Masser.	Pesth.	65	65	»
Fr. Wecth.	Vienne.	125	122	3
Lichtenfeld.	Vienne.	40	37	3
Marenzeller.	Vienne.	30	27	3
Ureka.	Moravie et Vienne.	128	116	12
Schutz.	Vienne.	17	17	»
Ledever.	Vienne.	80	78	2
Totaux.		1282	1208	77

Taleau authentique des résultats du traitement allopathique du choléra dans le royaume Lombardo-vénitien. (*V.* Journal italien de la médecine homœopathique , *t.* 1er , *p.* 109 à 112.)

LOMBARDIE.			VENISE.		
Provinces.	Nombre des cholériques.	Morts par 100.	Provinces.	Nombre des cholériques.	Morts par 100.
Bergame.	11915	48,85/100	Venise.	7792	54,88/100
Cremone.	3535	55,94/100	Padoue.	2828	60,76/100
Come.	9571	56, 2/100	Rovigo.	1111	56,26/100
Bressie.	15449	58,86/100	Vicence.	8904	57,84/100
Milan.	7225	59,26/100	Vérone.	23588	52,58/100
Lodi et Crema.	5006	50,77/100	Trévise.	2917	52,89/100
Mantoue.	2159	61,61/100	Bellune.	1598	51,97/100
Sondrio.	1580	56,30/100	Udine.	4427	42,69/100
Pavie.	543	71, 3/100			
TOTAUX.	56983	Moy. 56,13/100	TOTAUX.	43045	Moy. 53,83/100

Il résulte donc de l'examen comparatif de ces deux tableaux que la médecine homœopathique ne perdait que 6 malades sur 100 , lorsque près de 56 sur 100 succombaient malgré le traitement allopathique.

Une maladie qui offre quelque ressemblance avec le choléra , sans en avoir la malignité , et qui le précède assez souvent, c'est la cholérine. Voici quels sont ses symptômes,

que nous allons extraire d'un Mémoire de M. le docteur Roth,
inséré dans le 4e vol. du *Bulletin de la Société de médecine
homœopathique de Paris*, page 11. C'est aussi à ce même
Mémoire que nous avons emprunté tout ce que nous dirons
du choléra.

Symptômes de la cholérine.

Vertiges ; malaise général ; affaiblissement physique et
moral ; anxiété précordiale ; sensation de pression au creux
de l'estomac ; chaleur et serrement depuis l'estomac jusqu'à la gorge ; face pâle et blême ; yeux cernés ; langue
pâteuse, sèche ; soif et désir de boissons froides ; nausées
et quelquefois vomissements ; borborygmes à grand bruit
dans le ventre ; diarrhée de matières jaunâtres, verdâtres,
brunes, mêlées de mucosités blanchâtres et chassées avec
force ; coliques quelquefois, avec envie continuelle et sans
résultat. Les évacuations sont souvent sanguinolentes. La
coloration et la chaleur de la peau ne sont pas altérées.

L'ipecacuanha dynamisé est le médicament qui répond
à ces symptômes, et qui les guérit spécifiquement, lorsque
surtout *les nausées ou les vomissements précèdent la diarrhée.*

Mais *si, au contraire, les vomissements n'existaient pas, ou
s'ils survenaient seulement à la suite de la diarrhée* et qu'il
existât une sensation de plénitude, de pesanteur à l'estomac, avec éructation, sans ardeur dans l'épigastre ; si les
selles étaient abondantes et qu'elles causassent la prostration des forces et de la cuisson à l'anus en sortant par sac-
cades ; s'il y avait gargouillement dans les intestins, pro-
duisant un bruit de glouglou, et qu'il se manifestât des

accès de froid et de chaleur, avec sueur froide au front, c'est le *phosphore* qu'il faudrait mettre en usage.

Ces deux médicaments réussiront constamment contre les variétés de formes de la cholérine, dont nous venons de tracer les symptômes différentiels.

Mais la maladie n'est pas toujours exprimée par ces seuls symptômes ; d'autres plus graves viennent s'y adjoindre, ou les remplacent. Les voici :

1° La voix est faible, cassée, creuse, rauque, comme fêlée dans son timbre ; quelquefois complètement éteinte.

2° La figure s'altère profondément ; les traits s'affaissent, les joues se creusent, ainsi que les tempes.

3° Elle devient froide, bleue ou noirâtre, principalement aux lèvres.

4° Des rides la sillonnent et la vieillissent.

5° Les yeux sont enfoncés dans les orbites et cernés de bleu ou de noir. Le globe est tourné en haut et immobile ; les paupières ne le couvrent pas en entier. La cornée est injectée, ecchymosée.

6° La coloration en bleu et le refroidissement s'observent dans plusieurs autres maladies ; mais, dans celle-ci, et par exception, le volume des parties cyanosées est diminué. La pulpe des doigts est flétrie et ridée, et la peau a tellement perdu de sa tonicité, que les plis qu'on y forme, en la pinçant, s'effacent lentement.

7° Il y a des vomissements de matières floconneuses, blanchâtres, s'opérant sans efforts.

8° Les évacuations diarrhéiques ressemblent à une décoction de riz ou à du petit lait ; elles sortent précipitamment, comme l'eau par le robinet d'une fontaine, et s'accompagnent d'épreintes à l'anus.

9° La sécrétion des urines est supprimée.

10° Le froid devient glacial. Lorsqu'on touche le malade, on éprouve la même sensation que causerait le contact d'un cadavre ou du marbre.

11° Le pouls est petit, filiforme, et quelquefois tout-à-fait absent.

12° Les muscles du dos, des molets, des mâchoires, sont atteints de crampes très-douloureuses.

13° Les forces physiques sont, même au début, dans un état de prostration extrême.

14° La respiration est gênée, l'haleine froide.

15° L'estomac est le siége d'une douleur brûlante, se propageant jusqu'à l'œsophage, où l'on éprouve une sensation de constriction. La soif pour les boissons froides est inextinguible.

16° Les coliques sont très-violentes quelquefois, et ne sont pas soulagées par les évacuations.

17° L'état moral est caractérisé par apathie, indifférence ou découragement, désespoir.

Tels sont les symptômes du choléra. *L'ipecacuanha* et le *phosphore* seraient impuissants contre lui, ces deux médicaments n'ayant d'efficacité que contre la cholérine et *qu'autant que les déjections ont conservé une couleur excrémentitielle jaune, brune ou verdâtre, quoique étant mêlées de mucosités blanches.* Mais, du moment où les évacuations caractéristiques, telles que nous les avons décrites, se manifestent, c'est le *veratrum album* qu'il convient de mettre en usage, et on le fait presque toujours avec succès, à moins d'une violence extrême de la part du principe morbifère et de l'existence de symptômes plus graves venant s'adjoindre à ceux que nous avons décrits.

Une lettre du docteur Jal, de St-Pétersbourg , écrite au docteur Leboucher, à Paris, le 5 novembre 1847, s'exprime ainsi : « La cholérine est maîtresse de la ville. Il n'y a, pour ainsi dire , pas une famille qui n'ait quelqu'un de ses membres dont les organes digestifs soient plus ou moins impressionnés. J'ai eu deux cas de choléra la semaine dernière ; tous deux ont cédé à *veratrum album*. La cholérine cède facilement à *ipecacuanha* , quand l'estomac seul est engagé. *Veratrum* réussit très-bien , s'il y a nausées et vomissement; *acidum phosphoricum* enlève bien les borborygmes. »

Le journal *Hygea* a publié la lettre suivante , datée de Moscou , 16 octobre 1847 :

« Les malades succombent souvent en vingt-quatre, trente ou trente-six heures, quelquefois plus promptement.

» L'effet salutaire du *veratrum* se confirme dans les prodromes ; celui de l'ipecacuanha alterné avec le *veratrum* , dans le commencement du choléra , lorsqu'il y a vomissement , diarrhée. Au bout de quelques heures , l'amélioration se déclare et la guérison s'opère ; mais il faut, pendant ce temps , répéter fréquemment le médicament et le donner en fortes doses, 1re ditution, deux ou trois gouttes à la fois.

» Le *veratrum* paraît être le médicament principal. On a vu des cas où les malades avaient déjà des taches noires lorsque le traitement fut entrepris ; alors *metall. album* a été utile. »

Des cas très-graves ont été guéris par *veratrum* et *metall. album* alternés.

« L'essentiel est de chercher secours dès le début de la

maladie ; il est donc prudent d'avoir les médicaments à la maison. »

Ce n'est pas une Monographie complète sur le choléra que nous avons entrepris de publier , mais une simple Notice. Aussi nous bornerons-nous à ce que nous avons dit, le croyant suffisant pour mettre sur la voie d'un bon traitement , dans le cas où le fléau viendrait à sévir sur notre contrée , dont il est si peu éloigné.